Pablo Nieto Guindo
F.Dámaso Fernández Ginés
Teresa Beatriz Rodríguez Cuadros

Nutrição e qualidade de vida em doentes com esclerose múltipla

Pablo Nieto Guindo
F.Dámaso Fernández Ginés
Teresa Beatriz Rodríguez Cuadros

Nutrição e qualidade de vida em doentes com esclerose múltipla

ScienciaScripts

Imprint
Any brand names and product names mentioned in this book are subject to trademark, brand or patent protection and are trademarks or registered trademarks of their respective holders. The use of brand names, product names, common names, trade names, product descriptions etc. even without a particular marking in this work is in no way to be construed to mean that such names may be regarded as unrestricted in respect of trademark and brand protection legislation and could thus be used by anyone.

Cover image: www.ingimage.com

This book is a translation from the original published under ISBN 978-3-659-82072-4.

Publisher:
Sciencia Scripts
is a trademark of
Dodo Books Indian Ocean Ltd. and OmniScriptum S.R.L publishing group

120 High Road, East Finchley, London, N2 9ED, United Kingdom
Str. Armeneasca 28/1, office 1, Chisinau MD-2012, Republic of Moldova, Europe
Printed at: see last page
ISBN: 978-620-7-73200-5

Nutrição e qualidade de vida em doentes com esclerose múltipla

Autores:
Pablo Nieto Guindo
F. Damaso Fernandez Gines
Teresa Beatriz Rodríguez Cuadros

Sinopse

A esclerose múltipla (EM) é uma doença desmielinizante crónica do Sistema Nervoso Central (SNC), de base provavelmente autoimune, mediada por linfócitos T activados contra diferentes antigénios do complexo mielina-oligodendrócito que, após penetrarem no SNC, induzem uma cascata de fenómenos imunológicos que vão levar à lesão da mielina. Embora o papel da nutrição na EM ainda não seja claro, existem bases moleculares através das quais os factores dietéticos e os estilos de vida podem exacerbar ou melhorar os sintomas da EM, controlando as vias metabólicas e inflamatórias na célula. Por conseguinte, para caraterizar o estado nutricional e a qualidade de vida dos doentes com Esclerose Múltipla.

Palavras-chave: Esclerose Múltipla; qualidade de vida; estado nutricional; Sistema Nervoso Central

ÍNDICE DE CONTEÚDOS

1. INTRODUÇÃO.

Esclerose múltipla. Características gerais

1.1. Definição

A Esclerose Múltipla (EM) é uma doença desmielinizante crónica do Sistema Nervoso Central (SNC), de base provavelmente autoimune, mediada por linfócitos T activados contra diferentes antigénios do complexo mielina-oligodendrócito que, após penetrarem no SNC, induzem uma cascata de fenómenos imunológicos que conduzem à lesão da mielina. Estaria incluída nas doenças desmielinizantes, nas quais ocorre uma inflamação e destruição da mielina no SNC.

As manifestações clínicas surgem aproximadamente entre os 20 e os 40 anos com sinais e sintomas gerais, focais e multifocais. Como principais características, por um lado, as lesões que ocorrem em diferentes momentos e em diferentes locais do SNC, por um lado, e por outro, destacam o perfil temporal dos sintomas e défices neurológicos que ocorrem em múltiplos episódios e são chamados de surtos, recaídas ou exacerbações, seguidos por períodos de desaparecimento dos sintomas ou restauração das funções perdidas (Fernandez et al., 2011).

1.2. Etiologia

A etiologia da EM é atualmente desconhecida, embora tenham sido implicados factores genéticos, ambientais e infecciosos, bem como a exposição a diferentes agentes patogénicos (Giovantesnnoni e Ebers,

2007).

1.3. Manifestações clínicas

O quadro clínico da EM é uma consequência das lesões observadas no SNC: inflamação, desmielinização, degeneração axonal e gliose. A clínica da doença dependerá da localização e do número de lesões (Khan, 2009). Podemos afirmar que o impacto funcional de uma lesão depende principalmente de dois factores: o primeiro é a localização da lesão no SNC e o segundo, a topografia das fibras dentro da lesão (Anthony et al., 2000).

O primeiro dos factores é bastante evidente, uma vez que não se verificam os mesmos sintomas quando a lesão ocorre no encéfalo do que quando ocorre na medula espinal. O segundo fator é um pouco mais complicado de explicar, porque há pouca precisão na topologia das fibras. As fibras nervosas que ligam regiões do córtex cerebral a outras regiões ocorrem em fascículos nos quais, muitas vezes, as fibras se misturam, dificultando a discriminação da precisão da lesão (Fauci et al., 2009).

A EM pode ter um início súbito ou insidioso. Os sintomas podem ser relevantes ou tão ligeiros que a pessoa não vai ao médico durante anos. As manifestações podem ser muito variadas e dependem do local do SNC em que se encontram as lesões. No decurso da doença são afectados a maioria dos sistemas funcionais neurológicos: piramidal, sensitivo, cerebelar e/ou tronco-cerebral, sendo mais frequentes as alterações motoras (90%), sensoriais (77%) e cerebelares (75%) e Izquierdo, 2007).

1.4. Evolução da doença

Foram descritos quatro tipos de Esclerose Múltipla (Fauci et al., 2009) (Figura 3):

- A esclerose múltipla recorrente-remitente (EMRR) é o tipo mais comum, afectando mais de 80% dos doentes. Nas fases iniciais, os sintomas podem estar ausentes, por vezes até durante vários anos. Mas os ataques são imprevisíveis e os sintomas podem surgir em qualquer altura. Os sintomas novos ou conhecidos podem surgir subitamente, permanecer durante alguns dias ou semanas e voltar a desaparecer. Nas semanas que se seguem, ocorre frequentemente uma recuperação total; no entanto, se a deambulação for gravemente afetada durante um surto, 50% dos doentes não melhoram.

• A Esclerose Múltipla Progressiva Secundária (EMPS ou SPMS), inicia-se da mesma forma que a EMRR; no entanto, o grau de incapacidade persiste e/ou agrava-se entre surtos. Entre 30% e 50% dos doentes que sofrem inicialmente de EMRR desenvolvem a forma secundária progressiva. Esta resulta num maior grau de incapacidade neurológica do que a EMRR.

• A Esclerose Múltipla Progressiva ou Primária (EMPP) ocorre em 15% dos casos. A deterioração funcional contínua ocorre desde o início da doença. A incapacidade ocorre muito rapidamente. Não há episódios recorrentes, nem períodos de remissão, apenas fases ocasionais de estabilidade e pequenas melhorias transitórias.

A Esclerose Múltipla Progressivo-Relapsante (EMRP) é uma forma atípica, na qual existe progressão desde o início, mas ao contrário dos doentes com EM progressiva ou primária, estes apresentam surtos agudos claros, com ou sem recuperação completa. Os períodos entre os surtos são caracterizados por um agravamento clínico contínuo.

2. Nutrição na Esclerose Múltipla

Os doentes com EM recorrem geralmente a uma terapia alternativa diferente, que muitas vezes inclui dietas especiais ou suplementos dietéticos, com o objetivo de melhorar a sua saúde. No entanto, esta abordagem terapêutica ainda está a ser investigada e necessita de mais estudos que corroborem o seu benefício no decurso da doença (Schwartz, 1999; Schwarz, 2005).

Embora o papel da nutrição na EM ainda não seja claro, existem bases moleculares através das quais os factores alimentares e os estilos de vida podem exacerbar ou melhorar os sintomas da EM, controlando as vias metabólicas e inflamatórias na célula. Por conseguinte, foram efectuados numerosos estudos que estudaram o papel da alimentação na etiologia da EM (Swank, 2003; Brown SJ, 2006). Outros estudos investigaram o benefício de uma série de recomendações dietéticas no prognóstico da doença (Goldberg et al., 1986; Wade et al., 2002).

2.1. Papel da nutrição na etiologia da Esclerose Múltipla

É provável que a distribuição geográfica da EM e a influência da migração no risco de doença estejam relacionadas com a nutrição e não com factores ambientais, infecciosos ou toxicológicos. Nos países ocidentais com rendimentos elevados, onde a EM é mais prevalente, o estilo de vida baseia-se em dietas hipercalóricas ricas em hidratos de carbono refinados, proteínas e gorduras animais saturadas.

Entre os factores ambientais relacionados com a dieta e a distribuição geográfica, destaca-se a disponibilidade de vitamina D, que é menor nas latitudes com menor exposição à luz solar (Kidd 2001, Kurtzke 1980, Norman et al., 1983).
Diferentes alimentos dietéticos também têm sido associados à EM: doces (Antonovsky, 1965), álcool (Berr, 1989; Sepcic, 1993), café ou chá (Tola, 1994). No entanto, nenhum destes dados foi confirmado por outros estudos.

Existem sinais que sugerem um possível papel da nutrição na doença:

- Em 1950, Swank sugeriu que o consumo de gordura animal saturada se correlaciona diretamente com a frequência da EM, mas a relação entre o consumo restrito de gordura animal e a remissão da EM só foi encontrada em 2003 (Swank, 2003).

- Um índice de massa corporal elevado antes dos 20 anos de idade está associado a um risco acrescido de desenvolver a doença (Hedstrom, 2012).

- A dieta e o estilo de vida podem modificar a composição do microbiota intestinal e alterar o estado inflamatório (Ruiz et al., 2010).

2.2. Influência da alimentação no prognóstico da Esclerose Múltipla

Em geral, falamos de alimentos em termos de calorias. No entanto, as moléculas da dieta não são simples substratos que fornecem energia à célula, algumas delas são uma parte importante das vias metabólicas. Para além disso, alguns nutrientes participam na síntese de moléculas pró-inflamatórias. Os componentes da dieta cuja ingestão deve ser controlada para evitar o aumento dos processos inflamatórios na EM, bem como noutras doenças inflamatórias crónicas, são: ácidos gordos saturados de origem animal, ácidos gordos trans-insaturados, bebidas açucaradas e dietas ricas em hidratos de carbono refinados (Compston, 2008, McLeod, 2011).

Existem componentes dietéticos capazes de contrariar os efeitos nocivos dos agentes microbianos e de desregular a expressão de moléculas inflamatórias, enquanto outros podem favorecer uma correcta formação da mielina, contribuindo para a melhoria dos sintomas (Eyles, 2007; Ropper, 2001). Entre eles, os compostos mais importantes são: ácidos gordos polinsaturados ómega 3, vitamina D, vitamina B12 e polifenóis, carotenóides e outros antioxidantes.

2.3. Avaliação nutricional

Em todos os doentes com doenças crónicas, é importante realizar uma avaliação do estado nutricional. Isto ajudaria a identificar casos de desnutrição e, consequentemente, a utilizar medidas para corrigir a situação.

Existe muito pouca investigação sobre o comportamento nutricional dos doentes com EM. No entanto, é um tema de especial interesse, uma vez que uma alimentação adequada é necessária para a manutenção da saúde física, mental e social (Doll et al., 2000; Schmidt, 2007). Hábitos alimentares pouco saudáveis favorecem o desenvolvimento de doenças cardiovasculares, diabetes e/ou obesidade (Millen et al., 2006), o que vai agravar os sintomas da doença (Marrie e Horwitz, 2010).

Um dos testes utilizados é o questionário "Conheça a sua Saúde Nutricional" (CSSN). Trata-se de um questionário constituído por 10 itens com resposta dicotómica. A sua interpretação é feita de acordo com os pontos de corte e estabelece três grupos: sem risco, risco moderado ou risco elevado.

Existem outros testes para avaliar o estado nutricional: Mini Avaliação Nutricional (MNA) (Rubenstein et al., 2001), Malnutrition Universal Screening Tool (MUST) (BAPEN, 2003) ou Nutritional Risk Screening 2002 (NRS 2002) ., 2003). Para além destes testes, podem também ser utilizados outros instrumentos como complemento para proporcionar uma melhor qualidade de avaliação. Estes incluem: antropometria, parâmetros bioquímicos e um estudo dietético e a sua comparação com as recomendações nutricionais diárias.

A antropometria, por ser um procedimento fácil de aplicar, pouco dispendioso e não invasivo, tem sido amplamente utilizada para estimar o estado nutricional, tanto do ponto de vista clínico como epidemiológico (Berdasco, 2002). Diferentes estudos utilizaram medidas antropométricas para avaliar o estado nutricional em doenças neurodegenerativas como a doença de Alzheimer (Sandman et al., 1987), a doença de Parkinson (Davies et al., 1994) ou a doença do neurónio motor (Worwood e Leigh, 1998).). Um estudo realizado em doentes com doença de Huntington, uma doença degenerativa que se manifesta por disfunções motoras, utilizou diferentes medidas antropométricas (peso, altura, perímetro do braço e pregas tricipital, bicipital, subescapular e suprailíaca) para avaliar o estado nutricional destes doentes (Trejo et al., 2004). As medidas antropométricas não são apenas úteis para avaliar o estado nutricional; num outro estudo que envolveu cento e cinquenta e sete pacientes com doença de Parkinson, a circunferência da cintura, a relação cintura-quadril e a percentagem de gordura corporal por impedância foram medidas para avaliar o risco cardiovascular (Cereda et al. 2013).

A determinação de parâmetros bioquímicos como o colesterol, a albumina, a pré-albumina, a proteína ligada ao retinol ou à transferrina, entre outros, são também utilizados na avaliação do estado nutricional dos pacientes, sendo utilizados principalmente naqueles com risco de distúrbios nutricionais. Para além de confirmarem o estado nutricional do doente, são utilizados para monitorizar a recuperação da desnutrição (Evans-Stoner, 1997). Por exemplo, um estudo com doentes em diálise avaliou o risco nutricional com base em medições bioquímicas de albumina, creatinina, ureia, colesterol e proteína C-reactiva (Blumberg et al., 2014). Noutro estudo, a albumina, a hemoglobina, o hematócrito, a contagem total de linfócitos, a glicose, o colesterol e os triglicéridos foram utilizados para avaliar o estado nutricional de doentes com doença de Huntington (Trejo et al., 2004).

Os problemas relacionados com a alimentação referem-se não só à quantidade mas também à qualidade dos alimentos consumidos. Para determinar a quantidade e a qualidade de uma dieta, podem ser utilizados inquéritos alimentares, tais como o questionário de frequência alimentar e o recordatório de 24 horas.

O Questionário de Frequência Alimentar (QFCA) tem como objetivo determinar a frequência do consumo habitual de um alimento ou grupo de alimentos durante um determinado período de tempo, fornecendo assim uma informação global sobre a ingestão durante um período de tempo alargado (Martín Moreno Et al., 1993). É um instrumento geralmente utilizado em paralelo com o "recordatório de 24 horas" e recolhe o consumo qualitativo e quantitativo e a periodicidade com que são consumidos diferentes alimentos de uma lista pré-determinada. É um método direto de estimar a ingestão alimentar individual que tem o formato mais estruturado e é amplamente utilizado em estudos epidemiológicos (Aranceta et al., 2006). O inquirido responde o número de vezes que, em média, ingeriu um determinado alimento durante um período de tempo no passado. Este questionário articula-se em três eixos fundamentais: lista de alimentos, frequências de consumo em unidades de tempo e uma porção padrão estabelecida como ponto de referência para cada alimento. Inclui também uma secção de técnicas culinárias. A lista de alimentos tem de ser clara, concisa, estruturada e organizada (Shai et al., 2004). O seu objetivo é conhecer o consumo dos diferentes grupos de alimentos, o que permite conhecer os hábitos alimentares dos sujeitos, para poderem aceder a uma melhoria da sua ingestão alimentar (Bingham et al., 1994). Diferentes estudos utilizaram este tipo de questionário para avaliar o estado nutricional de pacientes com doenças neurodegenerativas. Navarro-Meza et al. (2013) utilizaram o CFC para comparar a ingestão de lípidos e vitaminas entre um grupo de pacientes com doenças neurodegenerativas e outro grupo de indivíduos saudáveis. Outros estudos em pacientes com esclerose lateral amiotrófica (Jin et al., 2014) e em pacientes com doença de Huntington (Marder et al., 2009) também utilizaram a CFC para avaliar a ingestão alimentar.

O recordatório de 24 horas consiste em definir e quantificar todos os alimentos e bebidas ingeridos durante um determinado período. Para evitar enviesamentos, é aconselhável efetuar pelo menos três dias, sendo um deles um domingo ou um feriado (Mataix, 2002). A informação obtida através dos questionários dietéticos deve ser transformada em termos de quantidades de nutrientes e energia. Esta conversão pode ser facilitada pela classificação dos alimentos de acordo com os quatro grupos básicos, ou pela utilização de tabelas de composição dos alimentos. Para a interpretação dos resultados obtidos, é feita uma comparação com as tabelas de ingestão recomendada (IR ou RDA) (Gorgojo e Martm-Moreno, 2007). Tal como no caso do CFC, trata-se de um questionário que tem sido utilizado em vários estudos para avaliar o estado nutricional de pacientes com doenças neurodegenerativas como a doença de Alzheimer (Shatenstein et al., 2007), Parkinson (Aden et al., 2011) ou Huntington (Marder et al., 2009). Relativamente ao cumprimento das recomendações dietéticas, existe pouca informação disponível sobre o consumo alimentar das pessoas com EM. Dois estudos concluem que os doentes com EM consomem menos energia do que o recomendado, mas a ingestão de antioxidantes e micronutrientes não é significativamente diferente da população normal (Hewson et al., 1984; Timmerman e Stuifbergin, 1999). Devido à mobilidade reduzida e à diminuição da motilidade intestinal, a obstipação é uma caraterística comum nos doentes com EM. Os mesmos estudos sugerem que a ingestão de fibras pelos doentes é inferior à recomendada.

2.4. Malnutrição na esclerose múltipla

Os doentes com EM são susceptíveis a diferentes tipos de malnutrição, que muitas vezes não são reconhecidos, causando fadiga e agravamento dos sintomas (Payne, 2001).

A malnutrição é uma condição em que o corpo carece de nutrientes suficientes para manter um funcionamento saudável devido a uma dieta inadequada ou insuficiente. Em doentes com EM, a malnutrição tem sido associada à deterioração do sistema imunitário, da função mental e da força muscular respiratória (Pennington, 1997). As deficiências nutricionais são clinicamente relevantes e podem contribuir para os sintomas existentes, tais como atrofia, fraqueza muscular, fadiga e espasmos musculares (Payne, 2001).
Os resultados individuais sugerem que muitos doentes sofrem de várias formas de malnutrição, incluindo perda de peso, obesidade ou deficiência de vitaminas (Pasquinelli e Solaro, 2008).

A perda de peso e a caquexia estão frequentemente presentes nos doentes com EM (Kamalian et al., 1975; Wozniak-Wowk, 1993). No entanto, a sua incidência não foi determinada e há falta de informação sobre as suas consequências funcionais (Payne, 2001). A disfagia e o efeito de alguns medicamentos sobre o apetite contribuem para o desenvolvimento da desnutrição. Em particular, a disfagia é um sintoma perturbador em doentes com EM. A sua incidência varia entre 3% e 43% (Hughes et al., 1994, Thomas e Wiles, 1999). A disfagia é normalmente uma consequência de um compromisso do tronco cerebral; entre os seus sintomas mais frequentes contam-se a tosse e a asfixia durante as refeições, infecções pulmonares frequentes e perda de peso.

Diferentes estudos salientam outro problema relacionado com a nutrição, o aumento de peso e a obesidade que ocorre em alguns doentes com EM (Timmerman e Stuifbergen, 1999; Hewson et al., 1984). A incidência de excesso de peso e obesidade nos doentes com EM pode atingir 44% nos homens e 40% nas mulheres.

Por outro lado, a obesidade e a alimentação pouco saudável podem agravar os sintomas de fadiga e causar complicações, como úlceras de pressão ou trombose, e podem piorar as incapacidades existentes (Chen et al., 2011).

3. OBJECTIVOS

Caracterizar o estado nutricional dos doentes com esclerose múltipla.

Avaliar o estado nutricional e estimar a quantidade e qualidade dos nutrientes ingeridos, utilizando o questionário de frequência de consumo e o recordatório de 24 horas.

Avaliar a saúde nutricional dos pacientes em estudo através da Nutrition Screening Initiative Check List (NSI), conhecida em espanhol como Conheça a sua Saúde Nutricional (CSSN).

4. MATERIAL E MÉTODOS

Foi realizado um estudo descritivo e transversal com doentes afectados por EM na população de Almería e Albacete, de abril de 2013 a março de 2014.

Critérios de inclusão: Doentes diagnosticados com EM com base nos critérios de McDonald (McDonald et al. 2001), com idade de 18 anos e com uma pontuação EDSS inferior ou igual a 6,5.

Um total de 78 doentes decidiu participar no estudo. Destes, 31 pacientes preencheram os critérios de inclusão.

Os doentes pertenciam à Associação de Esclerose Múltipla de Almeria (AEMA) ou ao Centro Integral de Doenças Neurológicas (CIEN) da cidade de Albacete. Todos eles foram corretamente informados e concordaram em colaborar voluntariamente no estudo, assinando o formulário de consentimento informado.

O grau de incapacidade foi determinado por um especialista em neurologia. Todos os doentes seleccionados foram avaliados nos 6 meses anteriores ao estudo. Os doentes foram classificados de acordo com o seu grau de incapacidade física:

- Grupo com grau de incapacidade ligeira (GDL): Grau de incapacidade física inferior a 50.

- Grupo com incapacidade moderada-grave (GDMS): grau de incapacidade física superior ou igual a 50.

Questionário de frequência do consumidor

Foi utilizado o questionário de frequência de consumo, que consiste numa lista de alimentos, ou grupos de alimentos, na qual é solicitada a frequência (diária, semanal ou mensal) de consumo de cada um dos itens. A informação obtida é basicamente qualitativa, embora a proporção ou ração média de consumo tenha sido adicionada ao lado de cada alimento, obtendo-se uma avaliação semi-quantitativa. A informação foi processada no programa DNA 4.0, Food, Dietetics and Nutrition. Trata-se de um programa para o desenho e análise de dietas da Universidade Complutense (Garcia-Diz et al., 2009) e baseia-se em tabelas de composição de alimentos (Mataix et al., 2003). Este programa permite-nos comparar as doses ingeridas pelos nossos pacientes com as doses diárias recomendadas (Moreiras et al., 2011).

Lembrete de 24 horas

Junto ao questionário de frequência de consumo foi dado a todos os pacientes o lembrete de 24 horas para conhecer o tipo de alimentação que ingerem. Preenchiam-no em sua casa e posteriormente, uma vez finalizado, entregavam-no na associação de EM a que pertenciam. Este questionário consiste na avaliação dos alimentos ingeridos num determinado dia, avaliando o tipo de alimentos consumidos, a quantidade em gramas e o modo de preparação. Neste estudo, e seguindo as recomendações, os dados foram obtidos para três dias, sendo um deles um domingo ou feriado. Relativamente ao questionário de frequência de consumo, os dados obtidos foram processados no programa DNA (Garcia-Diz et al., 2009).

Iniciativa de rastreio nutricional o CSSN

Todos os pacientes foram avaliados com a lista de verificação da Nutritional Screening Initiative (NSI), em espanhol conhecida como "Conheça a sua Saúde Nutricional" (Anexo V). Trata-se de um questionário composto por 10 itens com resposta dicotómica:

- Doença (2)

- Menos de duas refeições por dia (3)

Tão pouco fruta, legumes e produtos lácteos (2)

- Mais de três copos de cerveja, licor ou vinho quase diariamente (2)

- Problemas dentários (2)

- Problemas económicos (4)

- Comer apenas a maior parte do tempo (1)

- Mais de três medicamentos diários (1)

- Perda ou aumento involuntário de peso nos últimos 6 meses (2)

- Assistência necessária para algumas actividades da vida diária: fazer compras, cozinhar, etc. (2)

Cada item é pontuado de acordo com o seu peso; a resposta "não" é 0, e se o valor for afirmativo corresponde à pontuação de cada pergunta que está indicada entre parênteses. A soma total da avaliação pode ser de 21 pontos, que determinam como boa saúde nutricional de 0 a 2 pontos, risco nutricional moderado de 3 a 5 pontos e alto risco nutricional se a pontuação for igual ou superior a 6 (Marin Et al., 2008). Com base nesta pontuação são feitas as seguintes recomendações:

- 0 a 2: Sem risco. Recomenda-se a reavaliação da pontuação nutricional em seis meses.

- 3 a 5: Risco nutricional moderado. Aconselha-se a adoção de medidas para melhorar os hábitos alimentares e o estilo de vida. Recomenda-se uma reavaliação aos três meses.

- 6 ou mais: Risco nutricional elevado. Aconselha-se a consulta de um profissional para tomar medidas que ajudem a melhorar o estado nutricional.

5. Análise estatística

Todos os dados foram recolhidos da população em estudo no Microsoft Excel 2010, exportados para o SPSS versão 19 (SPSS Inc., Chicago, IL, EUA) para análise estatística.

A fim de estudar as características dos doentes com EM com diferentes DG, a população do estudo foi dividida em dois grupos. Os doentes que apresentavam DG ligeira foram comparados com os que apresentavam DG moderada-grave.

A média, o desvio padrão, a mediana, as percentagens, os máximos e os mínimos foram calculados para todas as variáveis quantitativas do estudo. As frequências foram calculadas para as variáveis qualitativas.

O teste U de Mann-Whitney para amostras independentes foi utilizado para comparar populações divididas de acordo com o seu GD, em termos de variáveis quantitativas, tais como características sociodemográficas da população (idade, EDSS, GD), variáveis antropométricas (IMC, índice de cintura Dieta, gordura corporal, etc.), ingestão de nutrientes e percentagem de ajuste à recomendação, parâmetros bioquímicos da escala EQ-5D EVA, a escala Tinneti e o questionário MSQOL-54 .

O teste do Qui-quadrado de Pearson mostrou a existência de associação entre o grau de incapacidade e as variáveis qualitativas das duas populações: características sociodemográficas da população, categorização obtida na CSSN, EQ-5D, Índice de Barthel, Índice de Katz e na escala de Tinneti. Por fim, determinou-se se existia associação entre o grau de incapacidade e os três grupos obtidos de acordo com a percentagem de ajuste à recomendação nutricional (<2/3, entre 2/3 e 100%, e > 100% da RDA).

6. Resultados e discussão

A caraterização sociodemográfica da população analisada mostra as características sociodemográficas dos 31 doentes com EM que foram estudados. Estes foram classificados de acordo com o seu grau de incapacidade, resultando em 14 doentes com um grau de incapacidade ligeiro e 17 doentes com um grau de incapacidade moderado-grave. A maioria dos doentes que participaram no estudo pertenciam ao CIEN de Albacete. Apenas 16% pertenciam à associação de EM de Almeria.

Verifica-se que a população do GDL era composta por 64,3% de mulheres e 35,7% de homens, sendo a EMRR o tipo de EM mais frequente, 53,8% dos casos. Não se registaram casos de EM secundária progressiva e 15,4% tinham o diagnóstico de EM benigna. Relativamente ao estado civil, a maioria era casada (57,1%). Relativamente ao tipo de trabalho que desempenham, verifica-se que metade eram empregados ou operários e 28,6% eram reformados ou pensionistas.

Podemos observar os dados da população com GDMS, que era composta por 64,7% de mulheres e 35,3% de homens. Tal como na população com GDL, a RMSE foi o tipo de EM mais prevalente, mas ao contrário desta, a percentagem de tipos de EM progressiva foi maior, assim como o número de reformados ou pensionistas (52,9%).

Relativamente ao grau de incapacidade física segundo a escala EDSS, a pontuação média foi de 4 nos doentes com GDL e de 5 na população com GDMS.

Avaliação do estado nutricional com base no questionário de frequência de consumo

O estudo detalhado da ingestão alimentar e, portanto, de energia e nutrientes numa população, é de vital importância para conhecer o seu estado nutricional e poder planear programas de intervenção de forma coerente de acordo com as suas necessidades, bem como para investigar as inter-relações do estado nutricional com o estado de saúde da população (Serra, 1995). Por outro lado, a comparação do consumo habitual com as recomendações permite detetar consumos inadequados, que revelam situações de risco nutricional (Aranceta, 2001).

O questionário de frequência de consumo permite-nos realizar uma categorização correcta dos pacientes de acordo com o nível de consumo alimentar. A partir deste questionário, obteve-se a ingestão de macronutrientes e micronutrientes, como demonstrado no caso da população do GDL.

Os nutrientes que fornecem energia ao organismo são os hidratos de carbono, as gorduras e as proteínas, mas as necessidades energéticas devem ser satisfeitas principalmente com a contribuição das calorias provenientes dos hidratos de carbono e das gorduras, uma vez que as proteínas alimentares devem ser utilizadas para funções estruturais e reguladoras.

No caso dos doentes com GDL, o consumo energético médio diário foi de 1905 kcal, enquanto que no caso dos doentes com GDMS o valor médio foi de 1929 Kcal. É difícil comparar estes valores com os valores médios da população, uma vez que os estudos classificaram os doentes de acordo com o sexo e a idade. Nesta Tese de Doutoramento, a classificação foi feita com base no grau de incapacidade. No entanto, os valores médios obtidos para o consumo energético foram inferiores à média espanhola. No estudo de avaliação nutricional da população adulta espanhola realizado pela Agência Espanhola de Segurança Alimentar e Nutricional (AESAN), atualmente denominada Agência Espanhola de Consumo, Segurança Alimentar e Nutricional (AECOSAN), obtiveram-se valores mais elevados em todos os grupos etários . Entre os 25 e os 44 anos de idade, o consumo médio de energia foi de 2575,92 Kcal no caso dos homens e de 2060,12 no caso das mulheres. No grupo etário entre os 45 e os 64 anos, os valores foram ligeiramente inferiores, 2412,31 Kcal na população masculina e 1995,04 na população feminina (ENIDE, 2012). A ingestão energética média observada foi inferior à ingestão diária recomendada (IDRs) (Moreiras et al., 2011) em ambos os grupos. A IDR foi calculada para cada paciente individualmente. A média das IDRs de todos os pacientes de acordo com o grau de incapacidade. No caso dos doentes com GDL, estes representaram 93,4% das IDRs, e no grupo GDMS foi de 84,4%.

A percentagem de doentes cuja ingestão cobre 100% do recomendado, os que ingerem entre dois terços e 100% e os que não atingem sequer dois terços do recomendado. Verificámos que 50% da população com GDL e 35,3% da população com GDMS não atingiram dois terços do consumo energético recomendado. Embora o consumo energético tenha sido ligeiramente inferior ao recomendado, o que poderia levar ao erro de pensar que ingerimos menos energia do que a necessária, devemos ter em conta que os valores recolhidos nos IDRs são calculados para indivíduos pouco activos, o que não é o caso da nossa população de estudo.

Apesar de, como já foi referido, existirem poucos estudos sobre o estado nutricional da população com EM, algumas publicações mais antigas (Hewson et al., 1984; Timmerman e Stuifbergin, 1999) concordam que o consumo energético dos doentes com EM é inferior ao da população em geral, sem observar diferenças no consumo de micronutrientes e antioxidantes. Estes estudos estão de acordo com os resultados obtidos neste trabalho, uma vez que indicam que a ingestão de nutrientes específicos não se correlaciona com o grau de incapacidade. Embora os autores ressaltem que a população com maior grau de deficiência é mais relutante em participar de tais estudos. Os resultados mostraram que as duas populações estudadas não apresentaram diferenças estatisticamente significativas entre nenhum dos nutrientes analisados.

As proteínas são o principal componente da estrutura das células e dos tecidos do corpo, intervindo em numerosos processos do organismo, desempenhando funções de regulação, transporte, defesa, etc. A proteína animal é considerada de melhor qualidade do que a vegetal porque tem uma maior proporção de aminoácidos essenciais, que o organismo não consegue sintetizar. Em relação à ingestão de proteínas na nossa população, foi encontrado um valor médio de 74,7 gramas no grupo GDL, o que mostra 168,8% do recomendado. No grupo GDMS, o valor médio foi de 79,9 gramas, 174,9% do recomendado. Tal como na população espanhola (ENIDE, 2012), estes valores são superiores às IDRs, fixadas em 54 g/dia para os homens e 41 g/dia para as mulheres (Moreiras et al. , 2011). 85,7% dos pacientes do grupo GDL e 100% dos pacientes do grupo

GDMS consumiram mais do que a quantidade recomendada de proteínas. Os lípidos são o principal nutriente energético da dieta, uma vez que contribuem com 9 Kcal por grama ingerida. Os ácidos gordos, monómeros das gorduras, são classificados de acordo com o número de ligações duplas que contêm em várias famílias (ácidos gordos saturados, monoinsaturados e polinsaturados). Para além da sua função energética, a sua importância reside no facto de alguns deles não poderem ser sintetizados pelo organismo, sendo por isso considerados essenciais. Relativamente ao consumo de gordura ou lípidos, observou-se um valor médio de 83,1 gramas no grupo com GDL e de 86,6 gramas no grupo com GDMS. Isto mostra, tal como no caso das proteínas, que o consumo de lípidos é superior a 35% do total de calorias estabelecido pela Sociedade Espanhola de Nutrição Comunitária (SENC, 2001). Estes dados de consumo de lípidos na população com EM são semelhantes aos observados na população espanhola (ENIDE, 2012). 92,9% dos pacientes do grupo GDL e 100% dos pacientes do grupo GDMS consumiram uma quantidade de gordura superior à recomendada.

Os valores médios para o grupo GDL foram: 22,9 gramas de ácidos gordos saturados, 38,37 gramas de ácidos gordos monoinsaturados e 14,81 gramas de ácidos gordos polinsaturados. No grupo com GDMS, os valores médios foram: 20,1 gramas de ácidos gordos saturados, 35,84 gramas de ácidos gordos monoinsaturados e 22,4 gramas de ácidos gordos polinsaturados. Em populações geneticamente predispostas e com um estilo de vida pouco saudável, o consumo elevado de gorduras pode favorecer a incidência de obesidade e de excesso de peso (Gil et al., 2010). De facto, os investigadores da Health and Science University of Oregon (OHSU) acreditam que uma dieta pobre em gordura é um dos tratamentos alternativos mais promissores para melhorar o prognóstico dos doentes com EM (Yadav, 2010). Isto também se reflecte noutro estudo do Dr. Swank (2011) e de outros investigadores, que recomendam evitar os ácidos gordos saturados de origem animal e os ácidos gordos trans (McLeod, 2011). Alguns estudos epidemiológicos observaram uma relação entre a ocorrência de EM e a ingestão de gordura animal saturada. No entanto, estudos de caso-controlo apresentam resultados discordantes (Lauer, 2014). Em relação às gorduras saturadas, os pacientes do grupo GDL consumiram 132% do recomendado, enquanto o grupo GDMS apresentou os valores mais ideais, 97,5%. Especificamente, 35,7% dos pacientes do grupo GDL e 47,1% dos pacientes do grupo GDMS consumiram uma quantidade de gordura saturada superior à recomendada

No caso da ingestão de ácidos gordos monoinsaturados, os doentes com GDL consumiram 80,5% do recomendado e 42,9% não atingiram os dois terços do recomendado. No caso dos doentes com GDMS, estes consumiram 71,7% do recomendado e 52,9% não atingiram os dois terços. Nestes casos de défice, recomendamos um maior consumo de azeite, um alimento comum na nossa dieta mediterrânica devido ao seu elevado teor de ácido oleico. No que diz respeito ao consumo de ácidos gordos polinsaturados, ambos os grupos excederam os níveis recomendados, 123,9% para os GDL e 196,2% para os GDMS. No entanto, como se pode verificar, observamos que 42,9% dos doentes com GDL e 35,3% com GDMS não ingerem nem dois terços da quantidade diária recomendada, pelo que o consumo de ácidos gordos ómega 3 é superior.

7. Conclusões

Com base nos resultados obtidos em ambos os grupos de estudo (GDL e GDMS) e após a análise estatística efectuada, as conclusões deste trabalho são:

1. Os doentes com EM apresentaram valores analíticos (bioquímica geral, perfil lipídico e perfil hepático) dentro do intervalo ótimo, sem diferenças significativas entre os dois grupos de estudo.

2. Os doentes com um grau de incapacidade ligeiro apresentam valores antropométricos semelhantes aos doentes com um grau de incapacidade moderado a grave, não existindo diferença estatisticamente significativa no grau de incapacidade. De notar que na população analisada não existe risco cardiovascular.

3. A dieta dos doentes com EM não difere consoante o grau de incapacidade. A ingestão energética é ligeiramente inferior à recomendada em ambos os grupos, tendo em conta que não existem tabelas de recomendações específicas para esta patologia.

4. Em relação aos macronutrientes, a dieta que ingerem não é equilibrada, destacando-se um elevado consumo de lípidos, principalmente ácidos gordos saturados, e um elevado teor proteico. É uma dieta pobre em hidratos de carbono e algo pobre em fibras, atingindo um consumo de 20g/dia, pelo que se recomendaria um aumento de frutas, legumes, verduras e cereais integrais, alimentos muito benéficos tendo em conta também que a nossa população é mais suscetível à obstipação. Recomenda-se a redução do consumo de manteiga, pastelaria, enchidos e

outros alimentos ricos em gorduras saturadas. É aconselhável manter um consumo reduzido de carne.

5. No que respeita à ingestão de micronutrientes, o teor de zinco, iodo, folato e retinol é também inferior às necessidades diárias. É conveniente

Por isso, aumente o consumo de certos alimentos: leguminosas e frutos secos, peixe e sal iodado, legumes e vegetais, ovos, leite, cenouras ou tomates.

6. Os doentes com Grau de Incapacidade Moderado-Severo apresentam maior risco de desnutrição, de acordo com o teste NSI / CSSN, do que os doentes com Grau de Incapacidade Ligeiro, sem que esta diferença seja estatisticamente significativa.

7. Os doentes com um Grau de Incapacidade Moderado-Severo apresentam uma avaliação da qualidade de vida inferior à dos doentes com um Grau de Incapacidade Ligeiro. Os itens em que se verificam diferenças estatisticamente significativas são a mobilidade, a saúde física, a energia, a perceção da saúde, a qualidade de vida no seu todo e a dimensão física. A dimensão mental não é tão afetada pelo grau de incapacidade.

8. Com base no índice de Barthel, os pacientes com Grau de Incapacidade Moderado-Severo apresentam um nível de dependência maior do que os pacientes com Grau de Incapacidade Leve para realizar m as actividades básicas da vida diária; sendo os itens mais afectados: banho, mobilidade, subir e descer escadas e controlo da bexiga. Com base no índice de Katz, o nível de dependência foi maior nos doentes com Grau de Incapacidade Moderado-Severo, embora sem atingir significado estatístico.

9. Os doentes com Grau de Incapacidade Ligeiro não correm risco de quedas, no entanto, os doentes com Grau de Incapacidade Moderado-Severo têm um risco elevado de quedas devido a distúrbios da marcha e problemas de equilíbrio, conforme avaliado pelo Teste de Tinetti .

As conclusões derivadas desta tese de doutoramento foram comunicadas aos neurologistas que acompanham a evolução da doença destes doentes com EM. O conhecimento destes resultados é uma ferramenta muito útil para tomar decisões e iniciar medidas destinadas a melhorar o estado nutricional e a qualidade de vida dos pacientes afectados pela EM.

REFERÊNCIAS

□ Acheson ED, Bachrach CA, Wright FM (1960) Alguns comentários sobre a relação da distribuição da esclerose múltipla com a latitude, a radiação solar e outras variáveis. Ata Psychiatr Scand 35, 132-47.

□ Aden E, Carlsson M, Poortvliet E, Stenlund H, Linder J, Edstrom M, Forsgren L, Haglin L (2011) Dietary intake and olfactory function in patients with newly diagnosed Parkinson's disease: a case-control study. Nutr Neurosci. Jan; 14(1):25-31.

□ Akhondzadeh S, Shafiee-Sabet M, Harirchian MH (2010) Um ensaio multicêntrico, aleatório, duplamente cego e controlado de 22 semanas com Crocus sativus no tratamento da doença de Alzheimer ligeira a moderada. Psychopharmacology 207, 637-643.

□ Akhondzadeh S, Shafiee-Sabet M, Harirchian MH, Togha M, Cheraghmakani H, Razeghi S, Hejazi S, Yousefi MH, Alimardani R, Jamshidi A, Zare F e Moradi A (2010) Açafrão no tratamento de pacientes com doença de Alzheimer ligeira a moderada: um ensaio de 16 semanas, aleatório e controlado por placebo. Jornal de Farmácia Clínica e Terapêutica 35, 581-588

□ Allen, CMC & Lueck, CJ (1999) Diseases of the nervous system: multiple sclerosis (Doenças do sistema nervoso: esclerose múltipla). In Davidson's Principles and Practice of Medicine, 18th edn. eds Haslett, C., Chilvers, E.R., Hunter, J.A.A. & Boon, N.A., pp. 983-986. Edinburgh: Churchill Livingstone.

□ Amato MP, Ponziani G, Rossi F, Liedl CL, Stefanile C e Rossi L (2001) Quality of life in multiple sclerosis: the impact of depression, fatigue and disability. Mult Scler 7, 340-344.

□ Amy BS, Judith S, LoPresti A, Prayor-Patterson H (2012) Tratamento interdisciplinar de doentes com esclerose múltipla e dor crónica. Care 14, 216 - 220.

□ Amy E. Latimer-Cheung, Lara A. Pilutti, Audrey L. Hicks, Kathleen A. Martin Ginis, Alyssa M. Fenuta, K. Ann MacKibbon, Robert W. Motl. (2013) Efeitos do treinamento de exercícios na aptidão, mobilidade, fadiga e qualidade de vida relacionada à saúde entre adultos com esclerose múltipla: Uma revisão sistemática para informar o desenvolvimento de diretrizes. Arquivos de Medicina Física e Reabilitação 94, 1800-1828.

□ Andersson, M., Alvarez-Cermeno, J., Bernardi, G., Cogato, I., Fredman, P., Frederiksen, J., Fredrikson, S., Gallo, P., Grimaldi, L.M., Gronning, M., et al. (

□ 1994) Líquido cefalorraquidiano no diagnóstico da esclerose múltipla: um relatório de consenso. J Neurol Neurosurg Psychiatry 57, 897-902.

□ Andreu-Catala M, Pascual-Lozano AM, Bueno- Cayo A, Bosca-Blasco I, Coret-Ferrer F, Casanova- Estruch B (2008) Afectacion de las funciones cognitivas en la esclerosis multiple secundaria progresiva. Rev Neurol 46, 664-666.

□ Anthony DC, Hughes P, Perry VH (2000) The evidence for primary axonal loss in multiple sclerosis. Rev. Neurol. 30, 1203-1208

□ Antonovsky A, Leibowitz U, Smith HA (1965) Epidemiologic study of multiple sclerosis in Israel. Uma revisão geral dos métodos e resultados. Arch Neurol 13, 183-193.

□ Aranceta J. Evaluacion del estado nutricional en poblaciones (2001) En

Nutricion comunitaria. Aranceta J ed. Ed Masson. Barcelona.

□ Auer DP, Schumann EM, Kumpfel T, Gossl C, Trenkwalder C (2000) Seasonal fluctuations of gadolinium-enhancing magnetic resonance imaging lesions in multiple sclerosis. Ann Neurol 47, 2762777.

□ Aymerich M, Guillamon I, Perkal H (2005) Validação da versão espanhola do MSQOL-54. Neurologia 20(9):480.

□ Babior BM, Bunn HF (2001) Anemias megaloblásticas. In: Braunwald E, Fauci AS, Kasper DL, Hauser SL, Longo DL, Jameson JL, editores. Harrison's principles of internal medicine, 15ª edição. New-York' McGraw-Hill; 2001. p. 674- 680.

□ Badia X, Diaz-Prieto A, Gorriz M, Herdman M, Torrado H, Farrero E, Cavanilles J (2001) Using the EuroQol-5D to measure changes in quality of life 12 months after discharge from an intensive care unit. Intensive Care Medical, 27: 1901-1907.

□ Badia X, Roset M, Montserrat S, Herdman M, Segura A (1999) La version espanola del Euroqol: descripcion y aplicaciones. Med Clin (Barc) 112 Suppl 1:79-85. Revisão.

□ Bagert B, Camplair P, Bourdette D (2002) Cognitive dysfunction in multiple sclerosis: natural history, pathophysiology and management. CNS Drugs 16: 445 - 455.

□ Bates D, Cartlidge NE, French JM, Jackson MJ, Nightingale S, Shaw DA, et al.(1989) A double-blind controlled trial of long chain n-3 polyunsaturated fatty acids in the treatment of multiple sclerosis. J Neurol Neurosurg Psychiatry; 52: 18-22.

□ Bates D, Fawcett PR, Shaw DA, Weightman D (1977) Trail of

polyunsaturated fatty acids in nonrelapsing multiple sclerosis. Br Med J; 2:932-933.

□ Bates D, Fawcett PR, Shaw DA, Weightman D (1978) Polyunsaturated fatty acids in treatment of acute remitting multiple sclerosis. Br Med J; 2:1390-1391.

□ Bazelier MT, Van Staa T, Uitdehaag BM, et al. (2011) O risco de fratura em doentes com esclerose múltipla: a base de dados de investigação de clínica geral do Reino Unido. J Bone Miner Res; 26:2271-2279.

□ Benito-Leon J, Morales JM, Rivera-Navarro A (2003) La calidad de vida en la esclerosis multiple desde una perspetiva interdisciplinar. Editorial Siglo S.L.

□ Benito-Leon J, Morales JM, Rivera-Navarro A, Mitchell AJ (2003) A review about the impact of multiple sclerosis on healthrelated quality of life. Disabil Rehabil; 25:1291-1303.

□ Benito-Leon J, Morales JM, River-Navarro J (2002) Health-related quality of life and its relationship to cognitive and emotional functioning in multiple sclerosis patients. European Neurology; 9: 497-502.

□ Berdasco Gomez A (2002). Evaluacion del estado nutricional del adulto mediante la antropometria. Revista Cubana Aliment Nutr;16(2):146-152.

□ Berr C, Puel J, Clanet M, Ruidavets JB, Mas JL, Alperovitch A (1989) Risk factors in multiple sclerosis: a population-based case-control study in Hautes-Pyrenees, Francia. Ata Neurol Scand; 80:4650.

□ Besler HT, Comoglu S & Okcu Z (2002): Níveis séricos de vitaminas antioxidantes e peroxidação lipídica na esclerose múltipla. Nutr. Neurosci.

5, 215-220.

□ Bethoux F, Miller DM, Kinkel RP (2001) Recovery following acute exacerbations of multiple sclerosis: from impairment to quality of life. Mult Scler; 7: 137 - 142.

□ Bhalla AK, Amento EP, Serog B, Glimcher LH (1984) 1,25-Dihydroxyvitamin D3 inhibits antigen- induced T cell activation. J Immunol; 133(4): 1748-54.

□ Bhatnagar S y Natchu UC (2004) Zinc in child health and disease. Indian J Pediatr; 71(11):991-995.

□ Bitarafan S, Harirchian MH, Nafissi Sh, Sahraian MA, Togha M, Siassi F, et al. (2014) Ingestão dietética de nutrientes e sua correlação com a fadiga em pacientes com esclerose múltipla. Iran J Neurol; 13(1): 28-32.

□ Bizzozero, OA.; Dejesus, G.; Callahan, K., e Pastuszyn, A (2005) Elevated protein carbonylation in the brain white matter and gray matter of patients with multiple sclerosis. J. Neurosci. Res; 81:687-695.

□ Blumberg Benyamini S1, Katzir Z2, Biro A2, Cernes R2, Shalev B3, Chaimy T4, Barnea Z2 (2014) Avaliação nutricional e previsão de risco em pacientes em diálise - uma nova pontuação integrativa. J Ren Nutr. 2014 Jul 18

□ Boeru G, Milanov I, De Robertis F, Kozubski W, Lang M, Rojas-Farreras S, Tomlinson M (2013) Dispositivo ExtaviJect® 30G para auto-injeção subcutânea de interferão beta-1b para esclerose múltipla: um estudo prospetivo europeu. Med Devices (Auckl) 15;6:175-84.

□ Bonniaud V, Parrate B, Amarenco G, Jackowski D, Didier JP, Guyatt G (2004) Measuring quality of life in multiple sclerosis patients with urinary disorders using the qualiveen questionnaire. Arch Phys Med Rehabil 85, 1317-1323.

□ Bonnie J. Chakravorty (2012): Health-Related Quality of Life Among Latinos With Multiple Sclerosis, Journal of Social Work in Disability & Rehabilitation, 11:4, 240-257

□ Bourre JM (2006) Effects of nutrients (in food) on the structure and function of the nervous system: up date on dietary requierements for brain. Parte 1: micronutrientes. J Nutr Health Aging; 10: 377-385.

□ Braley TJ, Chervin RD (2010) Fatigue in multiple sclerosis: mechanisms, evaluation and treatment (Fadiga na esclerose múltipla: mecanismos, avaliação e tratamento). Sleep;33:1061-1067.

□ Branas P, Jordan R, Fry-Smith A, Burls A, Hyde C (2000) Treatments for fatigue in multiple sclerosis: a rapid and systematic review (Tratamentos para a fadiga na esclerose múltipla: uma revisão rápida e sistemática). Health Technol Assess; 4(27): 1-61.

□ Brown SJ (2006) The role of vitamin D in multiple sclerosis (O papel da vitamina D na esclerose múltipla). Ann Pharmacother;40:1158-1161.

□ Brunet DG, Hopman WM, Singer MA, Edgar CM, McKenzie TA (1996) Measurement of health-related quality of life in multiple sclerosis patients. Can J Neurol Sci; 23: 99-103.

□ Bruyere O, Wuidart MA, Di Palma E, Gourlay M, Ethgen O, Richy F, Reginster JY (2005) Controlled whole body vibration to decrease fall risk and improve health-related quality of life of nursing home residents, Arch Phys Med Rehabil 86, 303-307.

□ Burguera-Hernandez JA (2000) Alterações urinárias na esclerose múltipla. Rev Neurol; 30 (10): 989-992.

□ Calabrese V, Lodi R, Tonon C, D'Agata V, Sapienza M, Scapagnini G, Mangiameli A, Pennisi G, Stella AM e Butterfield DA (2005) Oxidative stress, mitochondrial dysfunction and cellular stress response in Friedreich's ataxia. J Neurol Sci, 233:145-162.

□ Calder PC, Kew S (2002) O sistema imunitário: um alvo para os alimentos funcionais? Br J Nutr; 88(Suppl. 2):S165- 177.

□ Cameron MH, Poel AJ, Haselkorn JK, Linke A, Bourdette D (2011) Quedas que requerem atenção médica entre veteranos com esclerose múltipla: um estudo de coorte. J Rehabil Res Dev 48: 13-20.

□ Cano y col. (2010) Calidad de vida relacionada con la salud en la enfermedad de Parkinson. MEDICINA (Buenos Aires); 70: 503-507.

□ Cantó E, Comabella M (2012) Biomarcadores na esclerose múltipla: estado atual. Rev Esp Escler Mul; IV (23): 20-29.

□ Cantorna MT, Hayes CE, DeLuca HF (1996) 1,25- Dihydroxyvitamin D3 bloqueia reversivelmente a progressão da encefalomielite recorrente, um modelo de esclerose múltipla. Proc Natl Acad Sci U S A; 93(15): 7861-7864.

□ Cantorna MT, Munsick C, Bemiss C, Mahon BD (2000) 1,25-Dihydroxycholecalciferol prevents and ameliorates symptoms of experimental murine inflammatory bowel disease. J Nutr; 130(11): 2648-52.

□ Carlyle IP (1997) Multiple sclerosis: a geographical hypothesis. Med Hypotheses; 49: 477-486.

□ Carrón J y Arza J (2013): "Esclerosis múltiple: análisis de necesidades y calidad de vida de los afectados y su entorno". Revista Espanola de Discapacidad, I (2): 59-75

□ Carswell R, Polman CH (1838) Pathological anatomy: Ilustrations of the elementary forms of disease. London: Longman, Orme, Brown, Green and Longman.

□ Casetta I, Riise T, Nortvedt WM, Economou NT, De Geunaro R, Fazio P, Cesnik E, Govoni V, Granieri E (2009) Gender differences in health-related quality of life in multiple sclerosis. Mult Scler; 15:1339- 1346.

□ Cattaneo D, De Nuzzo C, Fascia T, Macalli M, Pisoni I, et al. (2002) Risks of falls in subjects with multiple sclerosis. Arch Phys Med Rehabil 83: 864- 867.

□ Cattaneo D, Jonsdottir J (2009) Sensory impairments in quiet standing in subjects with multiple sclerosis. Mult Scler 15: 59-67.

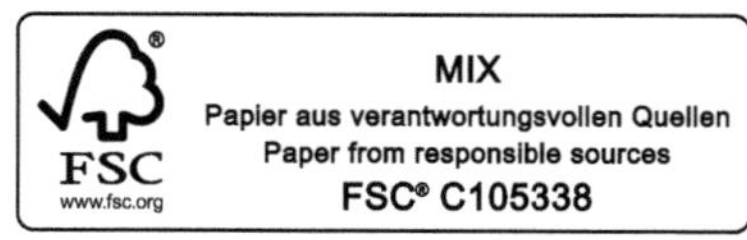

Printed by Books on Demand GmbH, Norderstedt / Germany